《中国公民健康素养——基本知识与技能》系列科普图书

儿童青少年近视防治

中国健康教育中心　编写

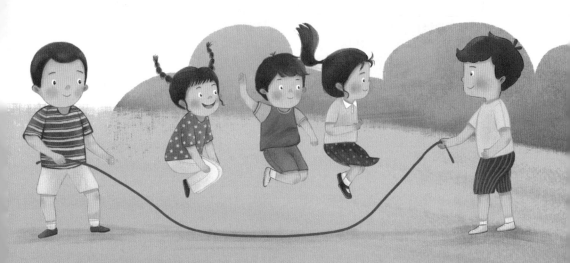

人民卫生出版社
·北　京·

图书在版编目（CIP）数据

儿童青少年近视防治/中国健康教育中心编写. —
北京：人民卫生出版社，2024.5（2025.3 重印）
ISBN 978-7-117-36376-1

Ⅰ．①儿⋯　Ⅱ．①中⋯　Ⅲ．①儿童－近视－防治②青
少年－近视－防治　Ⅳ．①R778.1

中国国家版本馆 CIP 数据核字（2024）第 109466 号

人卫智网	www.ipmph.com	医学教育、学术、考试、健康， 购书智慧智能综合服务平台
人卫官网	www.pmph.com	人卫官方资讯发布平台

儿童青少年近视防治
Ertong Qingshaonian Jinshi Fangzhi

编　　写：中国健康教育中心
出版发行：人民卫生出版社（中继线 010-59780011）
地　　址：北京市朝阳区潘家园南里 19 号
邮　　编：100021
E - mail：pmph @ pmph.com
购书热线：010-59787592　010-59787584　010-65264830
印　　刷：北京盛通印刷股份有限公司
经　　销：新华书店
开　　本：710×1000　1/16　　印张：5
字　　数：60 千字
版　　次：2024 年 5 月第 1 版
印　　次：2025 年 3 月第 2 次印刷
标准书号：ISBN 978-7-117-36376-1
定　　价：55.00 元

打击盗版举报电话：010-59787491　E-mail：WQ @ pmph.com
质量问题联系电话：010-59787234　E-mail：zhiliang @ pmph.com
数字融合服务电话：4001118166　　E-mail：zengzhi @ pmph.com

《儿童青少年近视防治》编委会

主 任 委 员　李　斌

副主任委员　李长宁　冯子健　王雪凝　郭震威

主 　　 审　王宁利　林浩添

主 　　 编　李长宁　李英华

副 主 编　张　刚　李　莉

编 　　 委（以姓氏笔画排序）

王兰兰　王丽丽　白玮玲　刘　影　安文在

许梅萍　李　莉　李长宁　李志英　李英华

李雨波　杨晓慧　吴　敏　吴　敬　张　刚

张　建　张丰菊　张颖函　陈国永　陈晴晶

段可欣　秦祖国　秦霆锋　梁新童　韩　崧

蔡志宁　徽晓菲　魏士飞

我国学生近视呈现高发、低龄化趋势，严重影响孩子们的身心健康，这是一个关系国家和民族未来的大问题，必须高度重视，不能任其发展。

全社会都要行动起来，共同呵护好孩子的眼睛，让他们拥有一个光明的未来。

——习近平总书记2018年8月就儿童青少年近视防控相关工作作出重要指示

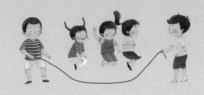

前　言

　　儿童青少年是祖国的未来和民族的希望。近年来，随着学习负担加重，手机、电脑等视屏类电子产品的普及，用眼过度、用眼不卫生、缺乏体育锻炼和户外活动不足等多种因素交织影响，我国儿童青少年近视率居高不下，近视低龄化、重度化日益严重，已成为一个严重的公共卫生问题。据调查，2018 年全国儿童青少年总体近视率为 53.6%。其中，6 岁儿童为 14.5%，小学生为 36.0%，初中生为 71.6%，高中生为 81.0%。近视已成为儿童青少年突出的健康问题。

　　2018 年 8 月，习近平总书记专门就青少年近视问题作出重要指示："我国学生近视呈现高发、低龄化趋势，严重影响孩子们的身心健康，这是一个关系国家和民族未来的大问题，必须高度重视，不能任其发展""全社会都要行动起来，共同呵护好孩子的眼睛，让他们拥有一个光明的未来"。随即，教育部、国家卫生健康委等八部门联合印发《综合防控儿童青少年近视实施方案》，提出了儿童青少年近视防控阶段性目标，明确了家庭、学校、医疗卫生机构、学生、有关部门责任，形成全社会共同防控儿童青少年近视的工作局面。

　　2019 年 7 月，健康中国行动推进委员会发布《健康中国行动（2019—2030 年）》，提出：全国儿童青少年总体近视率力争每年降低 0.5 个百分点以上和新发近视率明显下降；小学生近视率下降到 38% 以下。到 2023 年，力争实现全国儿童青少年总体近视率在 2018 年的基础上每年降低 0.5 个百分点以上，近视高发省份每年降低 1 个百分点以上。

组建全国儿童青少年近视防治和视力健康专家队伍，科学指导儿童青少年近视防治和视力健康管理工作。

为进一步落实习近平总书记的重要指示批示精神，落实党中央国务院决策部署，提高儿童青少年视力防控水平，推动《中国公民健康素养——基本知识与技能》的宣传普及，近期我中心组织编写了《儿童青少年近视防治》科普图书，由国家健康科普专家库筛选的近视防控领域具有资深临床经验的眼科专家和健康科普专家撰写和审稿，本书以问题为导向，以认识眼睛、近视的概念、近视的诊断、验光配镜、近视矫正手术与视觉康复、近视防控、生活中近视的影响因素、眼健康的常见问题为主要内容，在科学准确的基础上突出实用性和通俗性，助力儿童青少年近视问题解决。

防控儿童青少年近视需要政府、学校、医疗卫生机构、家庭、学生等各方面共同努力，需要全社会共同行动。呵护好孩子的眼睛，守护光明的未来，让我们一起行动！

编委会

2024 年 4 月

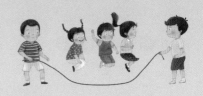

目 录

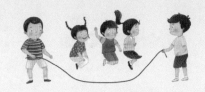

第一章 认识眼睛

1. 眼睛是什么

大多数人看到这个问题后可能会想："这有什么需要解释的？眼睛不就是负责看东西的器官吗？"这样的想法是没错的，但是很多人对眼睛的结构和功能认识不够全面，甚至不在意对眼睛的保护。如果打一个比方的话，眼睛可以说是世界上最精巧的"相机"，是大自然在漫长的进化过程中赋予人类最宝贵的礼物之一，需要我们用心呵护。

通常来说，我们所认知的眼睛是我们的眼球。眼球主要由两部分组成：眼球壁和眼球内容物。眼球壁由外、中、内三层膜构成。

外层由角膜和巩膜组成。角膜是眼球最前面的透明组织，正常情况下，角膜中央最薄，平均为 0.5 毫米。巩膜呈乳白色不透明，俗称"白眼球"。

中层从前到后依次由虹膜、睫状体和脉络膜构成。虹膜为一圆盘形膜，俗称"黑眼球"。睫状体为眼球虹膜后外方环形增厚的部分，主要的作用是产生房水，并通过舒张和收缩来调节眼的屈光能力。脉络膜含丰富的血管，为眼球提供营养。

内层为视网膜。视网膜是大脑神经组织向外的延伸，就像一架照相机里的感光底片，专门负责感光成像。

眼球内容物由房水、晶状体和玻璃体构成。房水是无色透明的液体，充满于眼睛的前部，起到营养角膜、晶状体及维持眼内压的作用。晶状体位于虹膜后表面和玻璃体前表面之间，富有弹性，是一个透明的双凸透镜。玻璃体为无色透明的胶冻状物质，充满于晶状体和视网膜之间，有折光和支撑眼球的作用。光线经过这些眼球内容物才能到达视网膜，需要这些眼球内容物保持透明，否则光线无法完整到达视网膜。

眼睛这台如此精巧的"相机"对于个人生活的作用巨大，普通人大约有 80%～90% 的信息都是通过眼睛获取的。生活中，尤其是在青少年群体中，最常见的眼睛疾病要数近视。近视作为我国青少年发病率最高的眼病，会导致看远处模糊、眼睛干涩、疲劳、注意力不集中、头晕等症状。同时，一些职业也对视力有很高的要求，如军警类职业、航空航天类职业等，近视会导致个人无法从事其中的部分工作。此外，严重的病理性近视还可能会导致失明。在青少年的身心健康和未来发展中，眼睛都扮演着重要的角色。

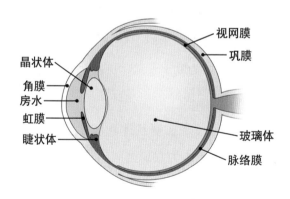

2. 眼睛等同于眼球吗

眼睛并不完全等同于眼球。除了眼球，眼睛还包括眼的附属器官，这些附属器官具有保护、支持和运动眼球的作用,也是眼睛发挥正常功能所必需的结构,包括眼睑、结膜、泪器、眼外肌和眼眶等。

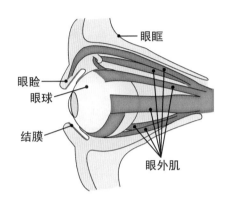

眼睑就是常说的眼皮,包括上眼皮和下眼皮,覆盖眼球前面,保护眼球免受外界的损伤和防止刺眼的强光进入眼内。

结膜为一层连续的、位于眼睑与眼球之间的透明黏膜,结膜中的腺体能够分泌黏液,润滑眼球表面。

泪器包括分泌泪液的泪腺和排泄泪液的泪道。泪液能够滋润眼球,保护角膜。

眼外肌是附着于眼球外部的肌肉,每只眼睛有 6 条眼外肌。眼外肌的协同运动能使人们获得广阔的视野和清晰成像。

眼眶由 7 块骨组成,有上、下、内、外四个壁。眼球、眼外肌等容纳于其中。

除了上述附属器,眼睛周围还有一些起到保护作用的结构,如睫毛和眉毛等。睫毛能防止灰尘、异物、汁水等进入眼睛内。眉毛就像"屋檐"一样,当额头有汗水或雨水时,让水沿着脸的两旁和鼻子上流过,而不会流入眼睛里。

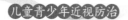
3. 人一出生就拥有正常的视觉功能吗

实际上，人并非一出生就拥有像成人一样的视觉功能。人在刚出生时，眼睛发育未成熟，处于远视状态。随着生长发育，眼球逐渐由小变大，眼睛逐渐趋向于正视（不近视也不远视的状态），这个过程为"正视化"。

眼球的发育可分为两个阶段。婴幼儿时期的快速发育阶段和青少年时期的缓慢增长阶段。在婴幼儿时期，眼球快速发育，出生后第一年生长最快。从出生到 3 岁，眼轴长度（指眼球从前到后的长度）增加约 5 毫米，远视度数明显降低。3 岁之后生长逐渐减慢，5～6 岁时眼球大小接近成人。在青少年时期，眼球缓慢发育，此期持续约 10 年，眼轴仅增加约 1 毫米，屈光状态继续向着正视方向发展。

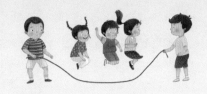

第二章　近视的概念

4. 什么是近视

　　想要了解近视，先要了解两个概念，一个是眼睛的屈光系统，另一个是"调节"。

　　在眼睛的结构中，我们已经知道了角膜、房水、晶状体、玻璃体等结构，眼的屈光系统就是由这四部分构成的。它们都有共同的特点：无色、透明，便于光线通过。每个结构都有一定的折射力，最终将外界的发散光线汇聚到视网膜上。任何一个部分出现问题，都可能影响视力。

　　为了使不同距离的物体经眼屈光系统折射后在视网膜上呈现清晰的图像，需要调整好焦距，这个过程称为"调节"。

　　在屈光系统的四个结构中，角膜、房水和玻璃体的折射力基本是固定的，而晶状体形如双凸透镜，可以通过睫状肌的收缩或松弛来改变晶状体的形状，让晶状体变凸或变扁平，改变折射力，进而准确调节，使外界不同距离的物体能够清晰成像在视网膜上。这个过程与照相机调整镜头焦距类似。

　　知道这两个概念后，我们才能更好地理解近视的定义。

　　近视是指在调节放松状态下，外部平行光线经眼球屈光系统折射后不能聚焦在视网膜上，而聚焦在视网膜的前方，在视网膜上形成不清

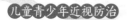

楚的像，表现为远视能力下降。

5. 近视有哪些症状

近视最常见的症状就是远距离视物模糊，近距离视物清晰，也就是我们平时所说的"看近处清楚，看远处模糊"。近视的具体表现如下。

（1）看远模糊：看不清黑板上写的字迹，或常常抱怨屋子里的光线太暗。

（2）看远处时经常眯眼：这是因为眯眼时上下眼皮可以遮挡部分瞳孔，形成了"针孔效应"（针孔效应是一种物理原理，它通过增加景深和使光线的聚焦点更接近视网膜来提高清晰度，这种效应是暂时的）。

（3）写作业眼睛贴得近：写作业或看东西时，眼睛贴得很近；反映看书时感觉字迹重影、浮动不稳；以及在看远处后低头看近或看近处物体后抬头看远时，出现短暂视物不清的现象。

（4）频繁眨眼：频繁地眨眼在一定程度上可以缓解视物不清的症状，暂时提高视力。

（5）经常皱眉：一些患近视的儿童有皱眉的习惯，这是他们试图改善视力的一种方法。

（6）经常歪着头看物体：歪着头看物体可以减少散射光线对其视力的影响。当发现孩子经常歪着头看物体时，也可能是斜视、眼球震颤等引起。

（7）看东西时"斜视"：部分患近视的孩子常会合并有外斜（即当孩

子一只眼睛向前看时，另外一只眼睛会不自主地向外侧看）的习惯，家长也应注意。

近视度数较高者，除远视力差外，常伴有夜间视力差、飞蚊症、漂浮物、闪光感等症状，并可发生不同程度的眼底改变。

6. 导致近视的原因有哪些

导致近视的原因有很多，包括遗传、户外活动不足、电子产品使用不合理、读写姿势不正确、读写习惯不良、读写环境不适宜、睡眠时间不足、营养不均衡等。

遗传是指父母近视的青少年发生近视的风险明显增大。

户外活动不足是指白天户外活动不足 2 小时。

电子产品使用不合理是指使用时间过长。每天非学习目的使用电子产品单次超过 15 分钟，每天累计超过 1 小时。

读写姿势不正确是指没有做到"三个一"，即眼睛离书本一尺（约 33.3 厘米），胸口离桌沿一拳，握笔的手指离笔尖一寸（约 3.33 厘米）。

读写习惯不良是指在走路时、吃饭时、躺在床上、晃动的车厢内、光线暗弱等情况下看书、写字。

睡眠时间不够是指每天睡眠时间小学生不足 10 小时，初中生不足 9 小时，高中生不足 8 小时。

营养不均衡是指存在挑食、偏食、暴饮暴食等不良饮食习惯，营养元素摄入不全面，无法满足眼睛所需的叶黄素、维生素 A 等，也会对眼睛造成负面影响，加重近视。

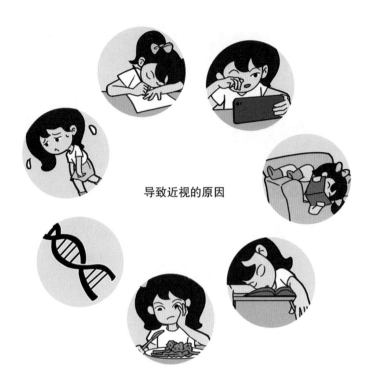

导致近视的原因

7. 近视的发病有什么规律

不同学习阶段近视发病率不同，通常随着学年升高而增加，换言之，近视发生与学习负担逐渐加重有密切关系。用眼负担较重的学生近视发病率更高。此外，我国青少年近视的患病率呈现出城镇普遍高于农村，农区高于牧区的情况。可见，青少年近视与学习环境、生活习惯等有密切关系。

8. 近视与散光是一回事儿吗

散光是眼睛屈光不正的一种表现，即平行光线在进入眼内后，由于眼球屈光系统不同方向的屈光力不同，所以会出现光线不能聚集于一点（焦点），而形成不同的焦点平面，这种现象称为散光。散光通常会伴随有近视或者远视，但也可能单独存在。散光主要由角膜引起，也可由晶状体引起，由角膜或晶状体曲率不等造成的。散光有最强和最弱两条主径线，当这两条主径线相互垂直时称为规则散光，不相互垂直时为不规则散光。规则散光大多数是由于角膜先天性形态异常所致，这也是散光与近视的区别之一，近视大多数是后天性眼轴的延长所致。

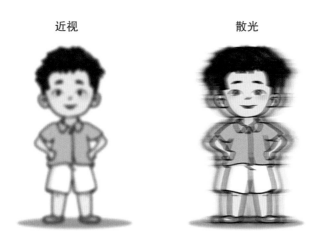

近视　　　　　　　　　　散光

散光与近视的差异，主要体现在以下两个方面。

一是症状不同。近视的人看近清楚，看远模糊。散光的人除视物模糊外，更为明显的是重影症状，也就是把一个点看成了很多个点。特别是在晚上，如果散光度数比较大，很可能看到月亮或者灯光有重影。

二是度数稳定性不同。近视后若不注意用眼习惯、缺乏户外活动、过度使用电子产品等，度数会不断加深。对于散光而言，其度数通常是比较稳定的。

需要注意的是，虽然近视与散光的情况都是眼部屈光异常，但不能混为一谈，要正确区分两者。

9. 我国青少年近视的情况如何

我国学生近视呈现高发、低龄化趋势。根据国家卫生健康委的调查结果：2020 年，我国儿童青少年总体近视率为 52.7%，较 2019 年上升 2.5 个百分点，较 2018 年下降 0.9 个百分点；其中 6 岁儿童为 14.3%，小学生为 35.6%，初中生为 71.1%，高中生为 80.5%。

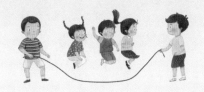

第三章　近视的诊断

10. 青少年眼睛感到疲劳是正常的吗

说话久了嗓子会疼，登山之后腰腿会酸，长时间不规范用眼也会产生眼疲劳。眼疲劳是指从事近距离工作或学习，由于过度使用眼睛而产生的眼睛疲劳。对青少年来说，眼疲劳常常由长时间阅读或近距离用眼引起。常表现为视物模糊、眼干、畏光等。严重者还可出现头痛、头昏、恶心、注意力不集中、记忆力下降等症状。

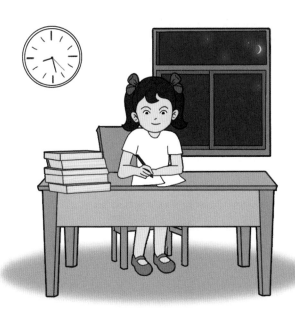

11. 如何及时发现孩子近视了

当发现孩子看远眯眼、频繁揉眼、上课看黑板上的文字或远处物体不清楚时，老师和家长应意识到孩子可能是近视了，家长应及时带孩子去医院就诊。

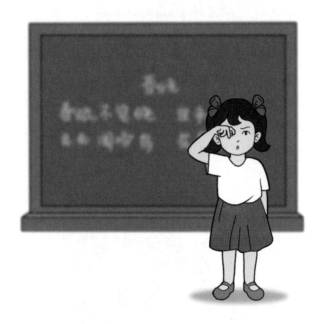

12. 孩子看东西老眨眼，是近视了吗

频繁眨眼是眼疲劳、干涩及用眼过度的表现。频繁眨眼并不意味着近视，因为频繁眨眼的原因有很多，如眼部疾病、眼疲劳、儿童多动症等。孩子如果出现频繁眨眼，一定要及时去医院进行相关检查。

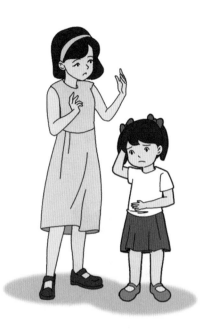

13. 如何为孩子测量视力

视力是指眼睛能够分辨外界两个点之间的最小距离的能力，简单来说就是分辨物体形状大小的能力。

使用视力表检测视力简单易操作，家长应掌握，并经常为孩子测量视力。

测量视力时，让孩子距视力表 5 米，或在视力表 2.5 米处立一面垂直的镜子，以确保经反射后的总距离为 5 米。视力表 5.0 行与孩子的双眼等高。视力表应避免阳光或强光直射，无反光，不目眩。一般 3 岁以上的孩子均可以用成人的"E"字视力表，3 岁以下的孩子可以使用儿童图形视力表，测定方法和"E"字视力表一样。

检测时，两眼分别进行。用遮眼板遮盖孩子的其中一只眼，检查时用指示杆从最大一行视标开始，如能辨识，则从大到小，自上而下逐行检查，要求孩子在 5 秒内说出或用手势表示该视标的缺口方向，孩子说对的最后一行视标所表示的视力即为该眼的视力。提醒孩子在检测时，不要压迫眼球，也不能通过遮盖板的缝隙偷看，以免影响视力检测的结果。检测时要注意让孩子身心放松，避免紧张心态影响检查结果。

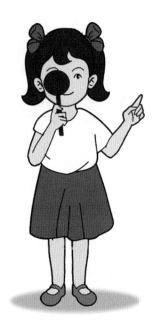

14. 应该多长时间给孩子做一次视力筛查

正常出生的宝宝，在 6 个月左右的时候应到医院进行屈光筛查，如果宝宝屈光状态正常，以后每隔 6 个月左右定期检查。早产儿由于视网膜尚未发育完全，可能发生早产儿视网膜病变。出生后几周，就应进行视网膜检查，并定期追踪，同时在 6 个月时进行屈光筛查。

孩子 3 岁左右，每半年定期检查视力和眼轴，并做好记录，动态掌握孩子的视力发展变化情况。

6～18 岁的儿童青少年，应该按照学校的要求，定期检测视力。每年到医院进行一次散瞳验光和眼轴测量。一旦确诊为近视，应进行科学的矫正，根据医师的建议选择配戴合适的眼镜。

15. 什么是"假性近视"

"假性近视"不是一种真正的疾病，可以理解为眼睛发出的一种"警告"。在长期不良用眼习惯中，眼睛的睫状肌会因为持续收缩而痉挛，同时晶状体厚度增加，由此造成视物模糊不清。在眼睛得到充分休息，睫状肌疲劳得到缓解后，"假性近视"的症状可以解除，视力可以恢复到正常状态。如果不积极干预"假性近视"，可能会导致眼轴变长而成为"真性近视"。

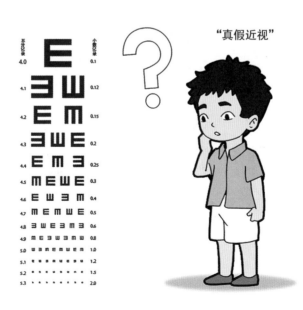

"真假近视"

16. 如何判断孩子是真近视还是"假性近视"

真近视和"假性近视"的表现几乎一致，最准确的判断方法是去医院进行散瞳验光，由医生来判断孩子是真近视还是"假性近视"。

17. 孩子发生"假性近视"该怎么办

如果孩子的眼睛经检查是"假性近视"，不要慌张，按照医生的指导，进行科学的处理即可。"假性近视"提示孩子用眼不良，应该注意及时改变长时间、近距离、读写姿势不正确等用眼行为，防止转变成"真性近视"。

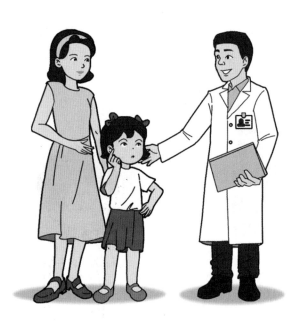

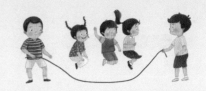

第四章　验光配镜

18. 孩子看东西不清楚，家长要立即带孩子验光配镜吗

　　当家长接到视力不良通知单或自己察觉孩子有近视表现时，不要着急直接去眼镜店验光配镜，应当带孩子到医院进行进一步检查，由医生根据检查结果进行判断是否需要配戴眼镜。

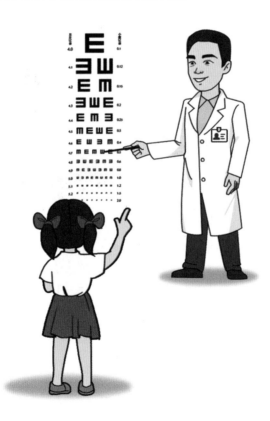

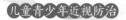

19. 什么是散瞳验光

　　散瞳验光是医学验光里的一个步骤,是否需要散瞳验光,需要由专业的医生来判断。

　　验光时,使用散瞳药物可以使眼睛睫状肌完全放松,帮助医生准确检查近视、远视和散光的度数,确定是否需要配镜矫正。

　　正确使用散瞳药物对眼睛和身体都是无害的。散瞳后短时出现的看近不清、畏光等,随着药物的代谢会自然恢复,家长不必担心。发现孩子有视力问题后,家长不要拒绝散瞳验光检查,以免错过孩子视力的最佳矫正时期,影响孩子的正常视觉发育。

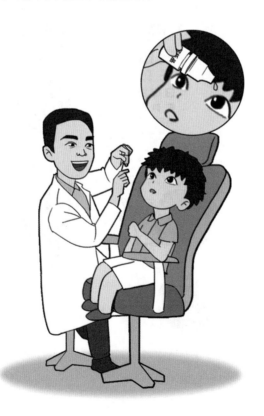

20. 戴眼镜会引起眼睛变形吗

戴眼镜和双眼无神、眼睛呆板没有关系。

戴眼镜引起眼睛变形，眼球凸出？
高于1 500度有可能，大部分情况不会

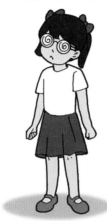

配戴眼镜时看到的是清晰的世界，摘掉眼镜后视物突然变得模糊，眼睛无法及时反应，会显得有些呆板。这些不是戴眼镜造成的，而是视力矫正带来的视觉感受改变造成的。

那么，戴眼镜会不会导致眼睛变形呢？随着近视度数增加，眼轴变长，眼睛可能有变凸的表现，但这与戴眼镜没有关系。高度近视者眼轴会比正常人长，可能表现为眼睛凸出，这类人除了关注眼睛凸出，更应该重视各种眼底并发症的出现。

21. 配戴眼镜是越清晰越好吗

正常视力一般以 5.0 作为门槛。配戴眼镜一般是矫正视力到 5.0 或者 5.0 以上；至于是 5.0 还是 5.0 以上，取决于医生的专业判断。配戴眼镜并不是越清晰越好，过度的矫正不仅不能防止视力下降，还容易加重眼睛的负担。

22. 为孩子挑选镜片、镜框时，需要注意什么

由于孩子还在生长发育，要尽量选择舒服、材质较轻的镜框，减少对鼻梁和耳朵的压迫。镜片要选择防碎裂、耐冲击的，以防孩子活动时镜片碎裂。

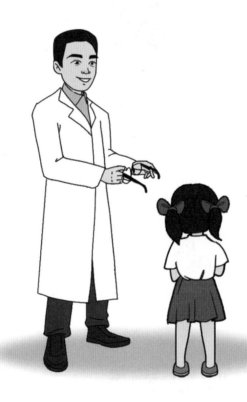

23. 孩子近视之后，近视度数会不断加深吗

孩子近视后，近视度数都会有一定程度的进展，家长不要因此过度恐慌。近视度数增长与近视后用眼行为习惯关系密切，如孩子存在读写姿势不正确、长时间使用电子产品、白天户外活动不足等情况，孩子的近视度数也会相应呈现增加趋势。

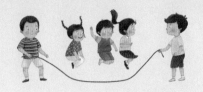

第五章　近视矫正手术与视觉康复

24. 近视矫正手术方式主要有哪些

目前,常用的近视矫正手术方式有两大类。

一是激光近视矫正手术。包括我们常听说的角膜激光切削术、飞秒激光手术和半飞秒激光手术等。

二是人工晶状体植入术。该类手术是在晶状体前放一片很薄的人工晶状体,达到矫正近视的目的。

激光近视矫正手术和人工晶状体植入术的原理不同。激光近视矫正手术是切削角膜,相当于做"减法",而人工晶状体植入术相当于做"加法"。

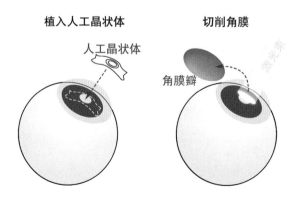

25. 哪种近视矫正手术方式效果更好

近视矫正手术效果好坏主要取决于手术方式是否合适。选择哪种手术方式需要根据患者的实际情况（包括年龄、性别、近视程度、角膜厚度、手术需求等）综合决定。

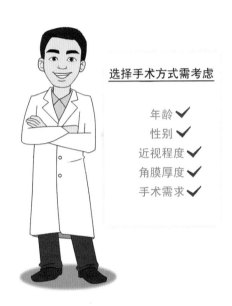

选择手术方式需考虑

年龄 ✔
性别 ✔
近视程度 ✔
角膜厚度 ✔
手术需求 ✔

无论做哪种近视矫正手术，术后第 2 天都可以看东西，但清晰度存在一些差别。激光近视矫正手术一般第 2 天或者第 3 天视力就可以恢复得很好，很多患者基本能达到 5.0 甚至 5.2 的视力。晶状体眼人工晶状体植入术由于无须切除角膜组织，一般第 2 天视力就能恢复到较为满意的程度。

26. 什么是激光近视矫正手术

激光近视矫正手术的原理是通过电脑精确控制的激光束切削角膜，从而使平行光线通过角膜之后在视网膜上形成清晰的图像，相当于在角膜上"挖出了一副眼镜",从而达到矫正视力的目的。

目前市面上常见的激光手术方式包括经上皮准分子激光角膜表面切削术(Trans-PRK)、飞秒激光辅助准分子激光原位角膜磨镶术(FS-LASIK)(俗称"半飞秒")和飞秒激光小切口角膜基质透镜取出术(SMILE)(俗称"全飞秒")。它们的区别主要在于切削的方式不同,Trans-PRK 从角膜的最外层开始切削;"半飞秒"需要先把角膜掀起来一部分(即制作一个角膜瓣),再切削中间的角膜;"全飞秒"则是直接在角膜基质内操作,不用制作角膜瓣。

27. 激光近视矫正手术可以治愈近视吗

激光近视矫正手术并不能治愈近视。激光近视矫正手术后,眼底的病理性改变依然存在。虽然视力提高了,但是近视并没有被治愈。因此,接受过近视矫正手术的近视者依然要注意用眼卫生,预防再次近视,定期复查。

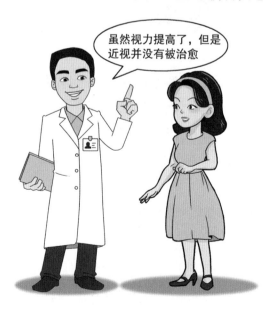

虽然视力提高了,但是近视并没有被治愈

28. 什么是晶状体眼人工晶状体植入术

晶状体眼人工晶状体植入术（ICL）就是在眼睛里直接植入一个小镜片，相当于在眼球内直接戴了个隐形眼镜。通过眼内镜，将外界光线聚焦在视网膜上，从而达到矫正近视的目的。

29. 哪些人适合做近视角膜屈光矫正手术

能不能做近视角膜屈光矫正手术并不能自己判断，而是应当由专业医生根据实际情况综合判断。

做近视矫正手术需要符合以下要求：

一是近视者本人有强烈的不希望戴眼镜的需求。

二是年满 18 周岁以上（最好是 24 周岁），未满 18 周岁的近视者不建议做近视矫正手术。因为未成年人随着年龄的增长，近视度数还会出现不同程度的增高。此时做近视矫正手术，虽然手术完全矫正了近视，但是由于近视度数未定型，术后眼轴进一步延长，视力可能会再次发生下降。

三是近两年来近视度数稳定，且每年增长的近视度数不超过50 度。

四是度数在手术范围内，近视要求在 100～1 200 度，远视 600 度以下，散光在 500 度以内。

五是角膜厚度大于 450 微米。

六是停戴眼镜时间。软镜应停戴 2 周以上，硬镜应停戴 4 周以上，OK 镜（角膜塑形镜）应停戴 1～3 个月以上。

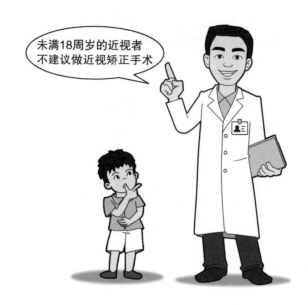

七是是否患眼病。无急性结膜炎、角膜炎等。

八是其他疾病。无瘢痕体质、自身免疫性疾病等。

30. 近视矫正手术的术前检查都有哪些

近视矫正手术的术前检查由医生根据患者的实际情况来确定，主要包括以下内容。

一是视力检查。包括测裸眼视力和矫正视力。

二是测量眼压。

三是眼部 A 超，测量眼球前后径的长度。

四是角膜地形图，检查角膜表面的屈光状态。

五是散瞳验光，准确地检查眼睛的屈光状态。

六是综合验光，全面分析眼屈光功能，预测术后视力。

七是角膜厚度，测量角膜中心及周边区域的角膜厚度。

八是外眼检查，检查有无眼睑疾病、斜视、眼球运动障碍。

九是裂隙灯检查，详细检查结膜、角膜、前房、晶状体、玻璃体，排除可能存在的眼部疾病，如结膜炎、角膜炎、青光眼、白内障、玻璃体混浊等。

十是泪膜破裂时间试验，排除干眼症，防止术后发生干眼。

十一是散瞳后眼底检查，详细了解眼底情况，眼底不好者需要做治疗，或者不能选择角膜手术。

十二是术前特殊检查。

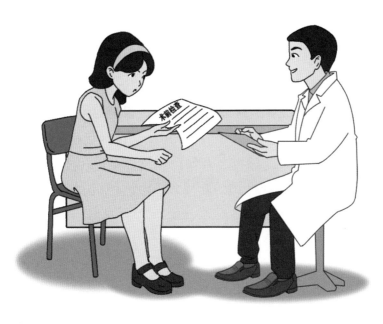

31. 近视矫正手术会有后遗症吗

近视矫正手术后，是有一定的后遗症的，主要后遗症是干眼，还有极少数会出现散光、视力回退和角膜感染等。每个患者手术后的后遗症症状和轻重不同。此外，近视矫正手术后，患者会出现炫光感，一般3～6个月后，会逐渐适应。

做完近视矫正手术后，要注意保护眼睛。首先要注意用眼卫生，应避免揉眼睛并防止伤口受损，保持眼部周围皮肤清洁，遵医嘱坚持滴消炎液；减少长时间用眼，特别是近距离长时间用眼，定时休息；眺望远处，闭目养神；术后应尽量避免看书及手机、电脑，阳光充足时可以戴墨镜增加舒适感，清淡饮食，避免刺激性的食物。

32. 什么是视觉康复

视觉康复是一门交叉学科，是眼科医疗的延展，也是康复医学的一个分支，涉及眼科学、视光学、神经科学、运动医学、康复医学、精神与心理学等多个专业学科，是一个综合性很强的医学专业领域。视觉康复在眼科医疗、康复医疗的基础上，通过现代视觉康复技术的应用和康复训练，帮助低视力者保护和改善视觉功能，其重点关注的问题是视觉功能障碍的预防和恢复，主要依靠的是各种各样的助视器。

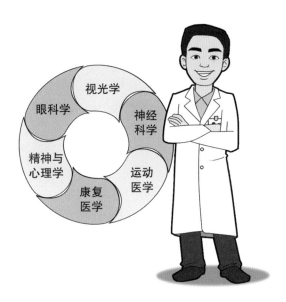

33. 什么是助视器

　　助视器是帮助低视力者看清楚本来看不到或看不清的仪器,分为视觉性助视器和非视觉性助视器。视觉性助视器包括手持放大镜、闭路电视、大字号报纸等,非视觉性助视器包括盲杖、导盲犬、语音设备等。

　　使用助视器可以看电视,也可以看书、读报,大大提高了低视力者的生活质量,但任何助视器都不能代替正常眼球的功能。例如,戴望远镜助视器可以使低视力者的视力提高,但是看到的范围则会变小。

34. 戴助视器会损害视力吗

　　一般来说,低视力患者无论是否戴助视器,只要合理使用残余视力(如走路不要太快、观察物体时间不要过长等),都不会对眼睛造成损害,更不会使残余视力进一步下降。如果视力下降,可能与其他眼病有关,而与是否戴助视器无关。此外,有残余视力的低视力者,如果眼部出现炎症或出血等情况时,不宜戴助视器,要及时治疗。

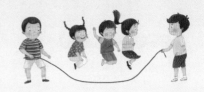

第六章　近视防控

35. 如何避免孩子近视度数增长过快

　　孩子近视后，要避免孩子近视度数增长过快，一是要尽早在医生的指导下配戴眼镜，并定期复查；二是要保持科学合理的用眼行为习惯，增加白天户外活动的时间；三是家长要为孩子营造舒适的家庭阅读环境，如合理配置台灯等。

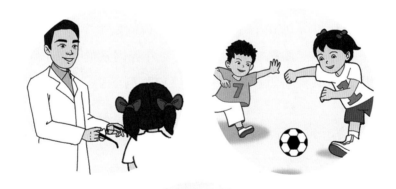

36. 什么是"屈光发育档案"

　　"屈光发育档案"是一份视觉健康档案,记录孩子裸眼视力、矫正视力、屈光度、眼压、角膜曲率、眼轴等多项与视觉发育相关的项目。孩子的眼睛处于快速发育阶段,建议家长在孩子学龄前就为孩子建立屈光发育档案,更好地了解孩子屈光状态的发展趋势,做到早预警、早发现视力问题,为早干预、早治疗提供依据。屈光发育档案还有助于了解孩子近视发生发展的规律,进而采取有效的近视防控措施。

37. 为什么说近视预防要从学龄前抓起

　　近年来,我国儿童青少年近视呈现低龄化的发展趋势。如果孩子在 6 岁前视力得到很好的保护,将来近视的发生率将大大降低,这是因为 6 岁前孩子眼睛的发育很容易受外界因素的影响,可塑性非常强。因而有必要将近视防控"关口"前移到学龄前期,早发现,早干预。

38. 什么是孩子的远视储备量

　　新生儿出生时,由于生长发育的原因,眼球较小,眼睛的前后轴较短,眼睛会表现为远视,这时的生理性远视度数,称为远视储备量。

　　正常情况下,孩子 3 岁前的远视储备量为 300 度,4~5 岁为 150~200 度,6~7 岁为 100~150 度。远视储备量不足指裸眼视力正常,散瞳验光后屈光状态虽未达到近视标准但远视度数低于相应年龄段生理值范围。

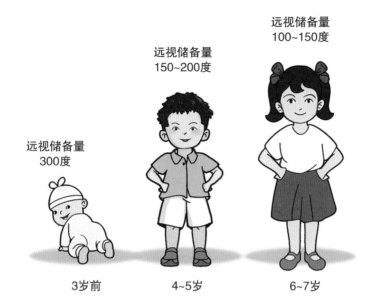

远视储备量
100~150度

远视储备量
150~200度

远视储备量
300度

3岁前   4~5岁   6~7岁

39. 如何为孩子保留合适的远视储备量

远视储备量下降过快是近视的早期预警信号。家长要定期带孩子检查远视储备量变化，以便及时发现问题，并采取有效的干预措施。

为孩子保留合适的远视储备量要做到以下几点。

一是保证孩子白天户外活动每天 2 小时以上。

二是减少电子产品使用，每次不超过 15 分钟，每天累计不超过 1 小时。

三是培养正确的读写姿势和读写习惯。

四是保证孩子每天睡眠达到 10 小时，保证营养均衡。

40. 户外活动对近视防控有什么作用

科学研究证明，每天充足的白天户外活动能够有效地预防近视，因为接触阳光能促进眼内多巴胺释放，抑制眼轴增长。

学校和家长应合理安排孩子的户外活动。首先，户外活动的时间要充足，每日保证户外活动时间 2 小时以上，有条件的要尽量达到 3 小时以上。其次，近视防控中提到的户外活动强调户外和阳光，必须在白天进行，尽可能"目"浴阳光。户外活动可以多种多样，如做课间操，上体育课，上学、放学走路回家，课间到教室外活动，周末去公园玩等，但进行户外活动时也应做好紫外线防护措施，避开阳光强烈的中午，防止强光引起的眼部不适。

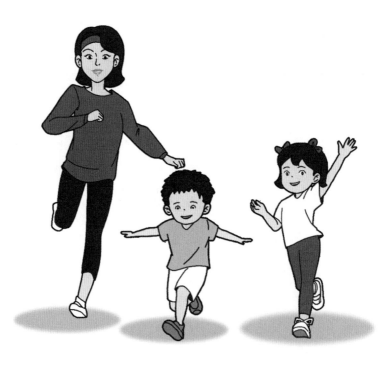

41. 如何让孩子养成良好的用眼习惯

一是提高孩子对近视防控重要性的认识。让孩子意识到,如果不注意保护视力,会影响到个人的健康成长和个人理想的实现。

二是从读写姿势、读写习惯、电子产品使用、户外活动、睡眠、营养等方面,对孩子进行正确引导。

三是定期带孩子检查视力。

42. 保护孩子视力,家长该怎么做

家长要学习掌握科学用眼护眼知识,以身作则,帮助孩子养成良好用眼习惯,保护视力。

一是让孩子多到户外"目"浴阳光。营造良好的家庭体育运动氛围,引导和陪同孩子参加户外活动,如到室外打篮球、跑步、放风筝等,使其在家时每天白天户外活动的时间达 1 小时以上。已患近视的孩子应进一步增加户外活动时间,延缓近视发展。

二是控制电子产品使用。家长陪伴孩子时应尽量减少使用电子产品。非学习目的的电子产品,孩子单次使用不宜超过 15 分钟,每天累计不宜超过 1 小时。孩子使用电子产品学习每 30～40 分钟,应休息远眺放松 10 分钟。

三是减轻课外学习负担。配合学校切实减轻孩子学习负担,不要盲目跟风参加课外培训,应根据孩子兴趣爱好合理选择,避免"学校减负,家庭增负"。

四是养成正确的读写习惯。

五是保障孩子的睡眠和营养。保障孩子睡眠时间，如果孩子不住校，确保每天小学生 10 个小时、初中生 9 个小时、高中生 8 个小时睡眠。让孩子多吃鱼类、水果、绿色蔬菜等有益于视力健康的营养食物。

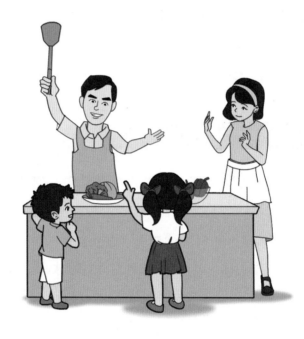

六是科学合理的室内照明和选用台灯。

七是随时关注孩子视力，如发现异常情况，及时就医。

43. 保护孩子视力，学校该怎么做

一是切实减轻学生学业负担。严格按照国家规定，在义务教育阶段执行"双减"政策。

二是改善教学设施和条件，营造良好的学习环境。采购符合标准

的可调节课桌椅和坐姿矫正器，严格按照标准，落实教室、宿舍、图书馆（阅览室）等地的采光和照明要求，使用有益于视力健康的照明设备。根据学生座位视角、教室采光照明状况和学生视力变化情况，每月调整学生座位，每学期对学生课桌椅高度进行个性化调整，使其适应学生生长发育变化。

三是加强学校健康教育。依托健康教育等相关课程，向学生讲授保护视力的意义和方法，提高其主动保护视力的意识和能力。

四是培养学生科学合理的用眼习惯。严格要求学生读写姿势做到"三个一"：即"一拳一寸一尺"。其中，"一拳"指孩子胸膛要与书桌保持一拳的距离；"一寸"指孩子握笔的手指尖与笔尖要保持一寸的距离（约 3.33 厘米）；"一尺"指孩子在看书的时候眼睛距离书本保持一尺（约 33.33 厘米）。坚持做眼保健操。

五是强化户外体育锻炼。强化体育课和课外锻炼，确保中小学生在校时每天 1 小时以上体育活动时间。中小学校每天安排 30 分钟大课间体育活动。全面实施寒暑假学生体育家庭作业制度，督促检查学生完成情况。

六是科学合理使用电子产品。指导学生科学规范使用电子产品，养成信息化环境下良好的学习和用眼习惯。学校教育本着按需原则合理使用电子产品，教学和布置作业尽量不依赖电子产品，使用电子产品开展教学时长不超过教学总时长的 30%，多采用纸质作业。

七是定期开展视力监测。为学生建立视力健康电子档案，确保一人一档，并随学籍变化实时转移。严格落实学生每学期 2 次视力监测制度，发现视力异常的学生，及时告知家长带领孩子到眼科医疗机构检查。

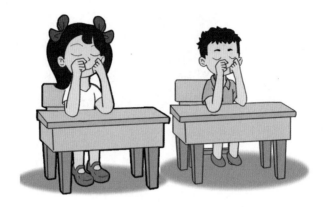

44. 做眼保健操可以预防近视吗

正确做眼保健操在一定程度上可以预防近视,延缓近视的进展,但是这并不意味着做了眼保健操就不会近视。近视是户外活动不足、读写姿势不正确、电子产品使用不合理、采光照明不合理等多种因素共同作用的结果。如果只做眼保健操,而不注重其他的近视影响因素,也不能有效地预防和控制近视。

45. 近视矫正和防控措施都有哪些

目前最常见的近视矫正和防控措施包括配戴框架眼镜、配戴隐形眼镜和使用低浓度阿托品。

框架眼镜:这是最简单安全的矫正措施。除了需要在专业的配镜机构或者医院验光,还需要每半年到一年进行一次复查,及时调整眼镜度数。

隐形眼镜:包括硬性透气性角膜接触镜(RGP 镜)、软性接触镜和塑形用硬性角膜接触镜（俗称"OK镜"）。RGP镜适用于圆锥角膜及角膜瘢痕等所致的不规则散光的矫正。软性接触镜可用于近视的矫正和较大屈光参差的矫正，有助于恢复双眼视功能和促进视觉发育。OK镜是一种可逆的非手术的物理矫正方法。OK镜的验配要到眼科专业医疗机构，未成年儿童需要由家长监护配合使用，并定期随访。

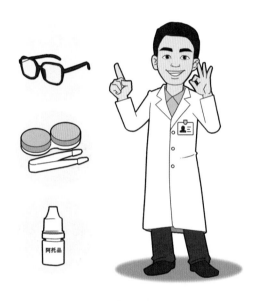

低浓度阿托品：阿托品对延缓近视进展有一定的效果，需要在医生的指导下使用，否则可能会产生视近模糊、瞳孔变大、畏光、过敏等反应。

46. 什么是OK镜

OK镜是一种特殊设计的硬性透气性的隐形眼镜，夜间睡觉时配戴，早晨醒来时取出。通过镜片对角膜中央区域的物理性压平、塑形，减少角膜中央屈光度，使成像焦点后移到视网膜上，达到白天不戴眼镜仍能够拥有清晰视力的效果。通过长期验配实践基础和诸多临床研究发现，OK镜能有效减缓儿童青少年近视进展。OK镜属于一种特殊的隐形眼镜，使用OK镜应严格遵循科学配戴方法、定期复查，否则可能会出现角膜感染、结膜充血等并发症。

47. OK镜适合所有近视人群吗

OK镜配戴有门槛，不是所有的孩子都可以配戴。是否适合配戴OK镜，要带孩子到眼科专业医疗机构，由专业医生进行判断。

48. OK镜"扣"在角膜上安全吗，如何配戴OK镜

OK镜本身是安全的，之所以会出现不良反应，可能是由于配戴方式不正确，或是未按照卫生要求清洁镜片，以及未及时到医疗机构进行复查和调整等原因造成的。

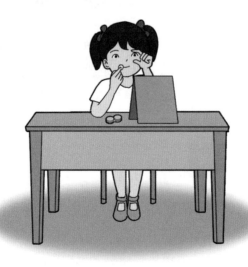

配戴前：要做好准备工作。剪除过长的指甲，认真用肥皂洗净双手，尤其要反复冲洗戴镜片的手指。

配戴中：配戴镜片时，应使凹面向上放在食指指尖，在拨开上下眼睑时，应确保角膜完全暴露，成功戴镜后，确认镜片已戴在角膜正中后慢慢松开拨开眼睑的手指，闭眼适应。每次戴镜后将镜盒里的护理液倒掉并消毒，将镜盒自然晾干待下次使用。

摘镜时：摘镜前用肥皂充分洗手并冲洗掉肥皂液，在镜盒中倒入适量护理液准备放镜片；摘镜前将舒润液点入双眼后眨眼，待镜片在角膜上正常滑动后取镜；将眼睑拉开完全暴露角膜，用吸棒对准镜片的偏外或略偏下方，完全接触到镜片后，将镜片吸出，切记不可垂直在角膜中央处直拉镜片，以免损伤角膜；将摘下的镜片用专用的护理液清洗干净，然后放入专用镜盒中，再添加护理液将整个镜片完全浸没，盖紧镜盒。镜片每天浸泡 6～8 小时；用后的吸棒可用护理液冲洗、晾干；吸棒盒应保持干燥，并定期更换，以免滋生细菌。

此外，使用 OK 镜一定要遵医嘱，定期复查，如果有不适，随时就诊。初戴镜者要求在第 2 天早晨戴镜复诊，在戴镜第 1 周、第 2 周、第 1 个月、第 3 个月和以后每 2～3 个月复诊。戴镜期间，若有感冒、发热、眼睛发红或不适、分泌物增多，应立即停戴并联系医生就诊。

49. 停止配戴 OK 镜后，近视会不会反弹

不会。OK 镜的原理只是给角膜塑形，不能缩短近视者已经拉长的眼轴，并不能起到治疗近视的效果，因此也不存在反弹的问题。

OK 镜的塑形效果是暂时、可逆的，停止配戴后角膜塑形效果逐渐消失，已经获得的清晰裸眼视力水平也会逐渐恢复到配戴前的状态，近

视度数会在当前的基础上按照自己年龄段该有的增长速度变化，进展的程度跟身体生长的速度、用眼习惯、近距离用眼负荷等因素密切有关。

50. 什么是硬性透气性角膜接触镜（RGP 镜）和软性 接触镜，哪些人适合配戴呢？

硬性透气性角膜接触镜（RGP 镜）和软性接触镜是一种白天配戴，夜间睡觉时需要摘掉的眼镜。由于是白天配戴，它的护理要求相对低，其适用范围相比 OK 镜也更为宽泛。

年龄方面没有特殊的限制，但是对于年龄过小的配戴者，应当增加对安全性的监控。

近视、远视、散光、屈光参差等人群均可以进行矫正，其中高度近视、远视和散光可优先考虑选择隐形眼镜。

此外，还有一些人群也适用。包括近视快速进展的青少年，眼外伤、手术后无晶状体的患者，角膜屈光手术后或角膜移植手术后屈光异常的患者，圆锥角膜及角膜瘢痕等所致的具有高度不规则散光的患者等。

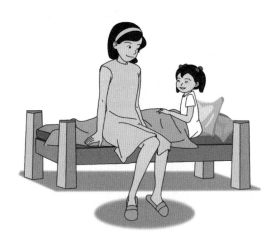

51. RGP 镜可以防止近视度数加深吗

　　RGP 镜可以延缓近视发展，但与 OK 镜相比，防止近视度数进一步加深的作用较小。由于 RGP 镜适用范围广，可作为儿童青少年近视矫正的一个选择，尤其是在矫正角膜不规则散光、高度散光和屈光参差等方面。

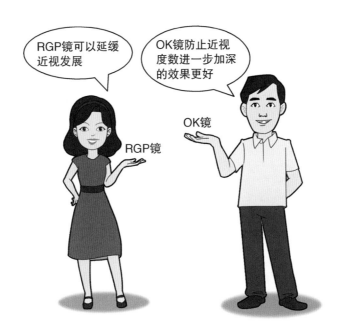

52. 低浓度阿托品滴眼液可以延缓近视吗

　　低浓度阿托品滴眼液是指 0.01% 浓度的硫酸阿托品滴眼液。它是延缓近视进展的药物，并不能治疗近视。目前，低浓度阿托品滴眼液刚刚在我国获批上市，需要在医院医生的指导下用药，千万不可自行使用低浓度阿托品滴眼液。

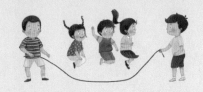

第七章　生活中近视的影响因素

53. 生活中,儿童青少年应怎样预防近视

一是正确认识近视,提高近视防控意识。近视不仅会导致眼睛视物模糊、干涩、疲劳,注意力不集中、头晕等,影响正常学习和生活,还会对升学和择业造成一定限制。高度近视甚至会导致失明。

二是积极参与户外活动,尽量保证每天进行 2 小时以上的白天户外活动。

三是保持正确的读写姿势。孩子要使用适合自己坐高的桌椅,读写环境有良好的照明,并保持"三个一"的正确姿势,即眼睛离书本一尺,胸口离桌沿一拳,握笔的手指离笔尖一寸。此外,读写连续用眼时间不宜超过 40 分钟。

四是避免不良的读写习惯。不在走路时、吃饭时、卧床时、晃动的车厢内、光线暗或阳光直射等情况下看书、写字、使用电子产品。

五是保证充足的睡眠和合理的营养。小学生每天睡眠时间要达到 10 小时,初中生 9 小时,高中生 8 小时。营养均衡,不挑食,不偏食,不暴饮暴食,少吃糖,多吃新鲜蔬菜水果,有利于保持良好的视力水平。

六是控制使用电子产品的时间。孩子使用电子产品时,应使眼睛与屏幕保持一定距离,屏幕亮度适中。非学习目的使用电子产品单次不宜超过 15 分钟,每天累计不宜超过 1 小时。

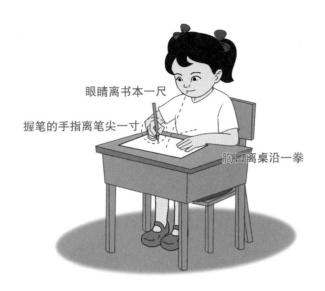

眼睛离书本一尺

握笔的手指离笔尖一寸

胸口离桌沿一拳

七是及时发现近视的征兆。当发现自己看不清黑板上的文字或远处的物体时，应及时告诉老师和家长，并尽快到医院进行视力检测，做到早发现、早诊断、早矫正，防止近视进一步加重。一旦确诊为近视，应尽早在医生的指导下配戴眼镜，每半年到医院复查一次。

54. 寒暑假, 为什么容易导致儿童视力下降

每年开学季，医院的视光门诊人满为患，这些都是假期不合理用眼惹的祸。

首先，虽然"双减"政策在一定程度上为孩子减了负，但是还是有许多家长给孩子安排了各种补习班，孩子仍然需要长时间的近距离用眼，眼睛得不到真正的放松。此外，寒暑假期间，不少孩子用电子产品的频率和时间大大增加，还可能出现生活作息不规律、饮食不规律、户外活动少等现象，容易导致视力下降。

55. 假期中，孩子应该如何保护视力

假期期间，孩子更应该注意保护眼睛，给眼睛"放个假"。

一是控制使用电子产品的时间，同时选择较大屏幕的电子产品。

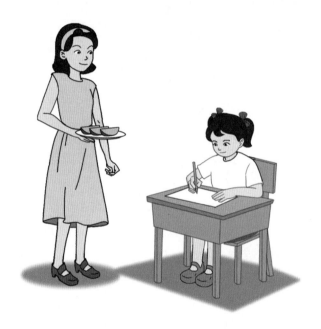

二是控制视屏距离。电视的观看距离应不小于屏幕对角线距离的4倍，电脑的水平观看距离不小于50厘米，手机的观看距离不小于40厘米。

三是线上学习后，及时进行眼睛放松。连续视屏学习时间超过30分钟，至少活动性休息5~10分钟；可在室内走动、眺望远处等。

四是保持正确的读写姿势，规范做眼保健操。

五是均衡饮食，不挑食、不偏食。规律睡眠，保证睡眠时间。多进行户外活动，每天户外阳光下活动时间应不少于2小时。

56. 儿童可以使用电子产品吗

儿童过早使用电子产品，会对其生长发育带来一定的负面影响。不仅会影响眼睛发育，导致近视；还会影响孩子的专注力，降低孩子主动学习的能力。

因此，建议 3 岁以下儿童完全不接触任何电子屏幕；3～5 岁儿童每天接触电子屏幕的时间不超过 1 小时。

此外，儿童长时间近距离地使用电子产品也会对眼睛造成伤害，不仅会导致近视，还容易出现对焦困难、视物模糊、重影等现象。长时间固定在同一距离，眼睛容易疲劳导致眼部肌肉痉挛，从而出现对焦困难、视物模糊等现象。此外，还可能引发干眼等不良后果。

57. 如何减少电子产品对眼睛的伤害

手机、电脑、平板电脑等电子产品已经成为人们日常生活中的重要组成部分。既然无法避免，那就要合理使用，以减少电子产品对眼睛的伤害。

一是控制使用时间。课余时间使用电子产品学习，每 30～40 分钟，应休息远眺放松 10 分钟。非学习目的使用电子产品单次不宜超过 15 分钟，每天累计不宜超过 1 小时。年龄越小，连续使用电子产品的时间应越短。3 岁以下儿童避免使用手机和电脑。

二是注意姿势。使用电子产品应当与看书一样，坐端正，将电子产品放在桌子上，调整到合适的角度，正确的姿势能避免孩子视物距离过近。

三是注意周围环境及屏幕的亮度。使用环境要有充足的采光照明,不能让孩子在完全黑暗的环境下使用电子产品。屏幕也要调整到合适的亮度,不能过亮或过暗。

四是创造合理使用电子产品的氛围,家长不要在孩子面前用手机玩游戏、浏览短视频等,要经常带孩子一起到户外运动。

58. 孩子长时间近距离用眼后,眼睛疲劳该怎么办

一是及时休息。一般建议在 30～40 分钟近距离用眼后,通过看看远处的风景、窗外的绿植或闭眼,放松睫状肌。

二是做眼保健操。正确规范地做眼保健操,对于缓解眼疲劳有着非常好的作用。

三是多到户外活动。课间休息时,应当鼓励孩子多到教室外活动。

四是毛巾热敷。在家时可以通过毛巾热敷的办法,促进眼部血液的循环,缓解疲劳。

最后,应当注意孩子的用眼卫生,不要用手揉眼睛,以免造成病毒、细菌等微生物感染。

59. 哪些食物可以预防近视

对预防近视来说,在饮食方面,建议儿童青少年要做到营养均衡,不偏食、不挑食,少吃或者不吃零食,多吃新鲜蔬菜、水果。此外,以下食物在一定程度上可以起到预防近视的作用。

富含钙、铬等无机盐的食物。例如,奶类、豆制品、芝麻等。

富含维生素 A 的食物。例如,动物肝脏、鱼肝油、蛋类等。

富含叶黄素的食物。例如,绿叶蔬菜、水果等。

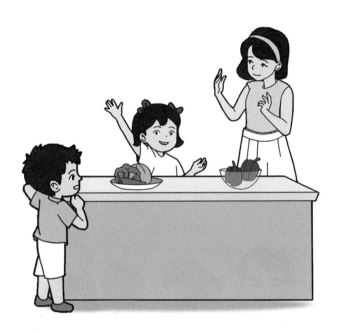

60. 营养品可以起到预防近视的作用吗

蛋白质、维生素、钙、锌等营养素对预防和控制近视有作用。但是获取这些营养素最好的途径是从天然食物中,或者通过户外活动从自然界中获得。

通过补充营养品来获得这些营养素,但如果不注重科学用眼及户外活动,对于预防近视,意义不大。

61. 爱吃甜食更容易近视吗

　　爱吃甜食的孩子更容易近视。研究表明,甜食与儿童近视之间存在一定的相关性。甜食的摄入量越高,近视的可能性越大。甜食中既含有较多的添加糖,又富含精制的碳水化合物,这两者都是造成近视的危险因素。而且,甜食摄入过多还会破坏膳食平衡,进而影响眼睛的发育。

　　因此,甜食的摄入要适量,还要注意保证膳食平衡,合理营养。日常饮食中多吃粗粮、蔬菜和水果,做到营养均衡。此外,适当增加鱼、虾、蛋、豆制品、奶制品等钙含量丰富的食物,以及芝麻、糯米等富含维生素 B_1 的食物,对眼健康有益。

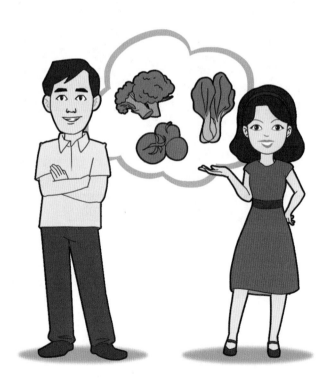

62. 维生素D能预防近视吗

目前，没有充足的证据表明维生素D缺乏与近视的发生发展有直接的关联。不过，有研究指出，维生素D是预防近视的中介因素。

阳光照射可促使人体合成更多的维生素D，而维生素D可以增强人体对钙的吸收。对眼睛而言，钙能使巩膜变得更加坚固，从而更好地保护眼睛。研究表明，近视儿童体内的维生素D含量相对不足，建议孩子多到户外活动，沐浴阳光。除此之外，也可以适当摄入鱼类、菌类、奶制品、动物肝脏等富含维生素D的食物。但是，不建议以吃维生素D营养品来预防近视。

63. 防蓝光眼镜能延缓近视进展吗

蓝光并不是蓝色的光，而是可见光的重要组成部分，普遍存在于电脑、投影仪、激光笔、手机、LED显示器、户外灯箱等电器或光源中。蓝光分为有益蓝光和有害蓝光。波长在450～500纳米的蓝光为有益蓝光，它可以帮助人体进行睡眠、情绪和内分泌等调节，还能促进幼儿的生长发育。而波长在400～450纳米的短波蓝光为有害蓝光。当可见光中的短波蓝光比例过高时，可能加剧色差距离使得视物模糊，需要眼睛进行更多调节才能看清楚，从而造成视疲劳。

防蓝光眼镜能预防近视或者延缓其进展吗？答案是否定的。虽然防蓝光镜片能防蓝光，但是过滤掉蓝光以后，总体光线量变少，进入眼睛的光线偏暗，也不利于视觉发育。因此，建议14岁以下的孩子不要配戴防蓝光眼镜。与其给孩子配戴防蓝光眼镜，不如让孩子少看电子产品，增加户外运动，这样不仅可以有效防控近视，还能增

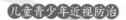

强体质,提高免疫力。

64. 如何合理地选择和使用台灯

合理选择和使用台灯对于改善孩子的用眼环境至关重要。

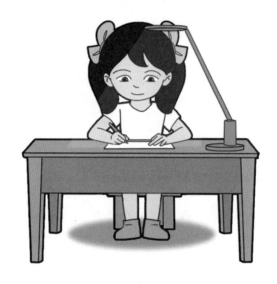

关于台灯的使用,具体需要做到以下几点。

(1)室内光线不足时应及时开灯。

(2)台灯保持在距离桌面50～60厘米的高度较为适宜。

(3)使用台灯时最好也要把房间的顶灯打开,保证房间的照度均匀。

关于台灯的选择,具体需要做到以下几点。

(1)质量:要选择符合国家质量要求的合格产品,一般正规品牌的台灯都符合要求。

（2）亮度：台灯需要保证光线分布均匀且亮度充足。但不是越亮越好，而是光照度适宜。

（3）色温：适宜的色温会让人在清醒中有温暖的感觉。色温过低容易使人昏昏欲睡，而色温过高则容易引起视觉疲劳。建议家长认真阅读台灯说明书中的参数指标，确保给孩子用的台灯色温不超过 4 000 开尔文。

（4）频闪：灯光频闪可能影响阅读，甚至损害视力，建议家长仔细检查是否存在频闪。具体方法是将手机的镜头对着台灯拍摄，如果可以看到明显波动的条纹或者闪动，说明这盏台灯存在频闪，不建议购买。

（5）标志：许多家长在挑选台灯时特别青睐标有"护眼""舒适""学习用""工作用"等标志的台灯产品。其实这些字眼，大多是商家用来吸引买家的噱头。近视预防最重要的还是要科学用眼，多到户外活动。

65. 睡眠对视力保护很重要吗

正常的昼夜节律对眼睛的发育有着重要作用。保证充足的睡眠时间和睡眠质量，对视力保护非常重要。如果睡眠时间过短，眼部不能充分放松，眼疲劳无法得到缓解。如果长时间睡眠不足，视功能就会出现紊乱或衰退，可能会促使近视发生或近视度数加重。

此外，家长需要注意的是，睡眠不足不仅可能与近视的发病有关，还可能影响生长激素的分泌，影响孩子的生长发育及机体的各项功能状态，从而导致乏力嗜睡、抵抗力下降等问题。因此，为了保护孩子的视力和身体健康，一定要保证孩子的睡眠时间和睡眠质量。对于小学生、初中生和高中生，其每天的睡眠时间分别要求达到 10、9 和 8 个小时。

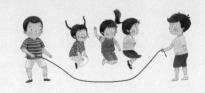

第八章 眼健康的常见问题

66. 孩子的眼睛看上去很明亮，就肯定没有问题吗

对于 0～6 岁的儿童，许多影响视力的眼病不能单从眼睛外观来判断。有时孩子的眼睛看似正常，但实际可能存在致盲性眼病。比如先天性白内障、早产儿视网膜病变、先天性青光眼和其他先天性眼底病，若不及时发现并治疗，很可能会致盲。此外，弱视、高度远视和散光等问题，也可能表现为眼外观正常。因此，不能仅将孩子眼睛看上去明亮作为眼健康的判定依据。家长需要定期带孩子做视力检查，了解其视力发育情况。

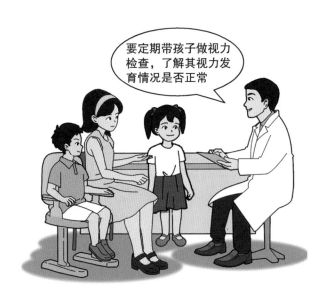

要定期带孩子做视力检查，了解其视力发育情况是否正常

67. 孩子视力差就一定是近视吗

孩子裸眼视力差，很多家长的第一反应就是近视，但事实真是如此吗？答案是不一定。

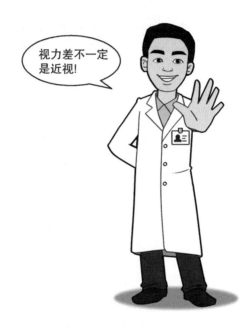

导致儿童视力差的原因有很多，近视只是其中的一种。首先，要看孩子的年龄，6岁以内的儿童近视较少，而远视和散光引起的视力异常更常见。其次，孩子可能是"假性近视"，就是由于眼睛的过度疲劳而表现出来的疲劳性视力下降，可能与近段时间孩子作业太多、用眼过度有关。另外，其他的眼病，如弱视、眼底疾病等也会影响视力。

如果发现孩子视力变差，应到正规的医院做进一步详细的检查，弄清楚影响孩子视力的原因，才能进行科学治疗和用眼指导。

68. 孩子视力不好别担心，长大就好了，是正确的吗

　　若检查发现孩子的视力异常，家长一定要重视。6 岁以前是儿童视觉发育的关键时期，如果在这段时间内孩子存在斜视、远视、近视、散光、先天性白内障和重度上睑下垂等眼部异常，都可以表现为视力差，可能会影响孩子的视觉发育，从而引起弱视，导致长大后即使配戴眼镜，视力也无法恢复正常。因此，孩子视力不好应及时矫治，积极促进视力发育，以免形成弱视。

69. 近视了，别太早戴眼镜，是正确的吗

　　一些学龄儿童在一、二年级就近视了，但很多家长坚持不给孩子配眼镜，认为"孩子近视不能太早戴眼镜，一旦戴上近视眼镜就摘不下来了"。其实，这样的观念是不正确的。

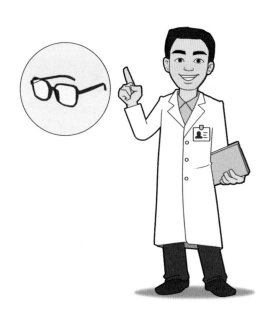

孩子戴不戴眼镜是医生根据孩子视力情况作出的科学判断。孩子如果有近视、远视、散光等问题，经医生确诊后是需要矫治的。眼镜能够帮助儿童解决视力问题，使儿童看得清晰，促进视觉发育，是一种科学的矫正方法。一旦孩子被确诊为真性近视，没必要拒绝配戴眼镜。已经近视的孩子，如果没有正确配戴眼镜，看远处的物体会眯着眼睛看，长此以往，反而会加速近视的发展。如果家长不愿意给孩子配戴眼镜，有可能会延误治疗，严重者会影响孩子的视觉发育。

关于戴上眼镜后能不能"摘下来"的问题，要根据孩子的眼病种类和严重程度来决定。中度远视一般会随着孩子的年龄增长而减轻，有可能摘下眼镜；散光和近视不会随着年龄增长而减轻，一般是不能摘下眼镜的。

与其拒绝给孩子配戴眼镜，不如尽早让孩子养成良好的用眼习惯，预防眼病的发生。

70. 近视都是用眼不当造成的吗

近视的原因有很多，包括遗传因素和不良的用眼习惯等。大部分的近视都是平时用眼不当造成的。

近视分为单纯性近视和病理性近视。单纯性近视的度数常低于600度，是遗传因素和用眼习惯等因素共同影响的结果。病理性近视的度数常超过600度，伴有眼底视网膜病变，主要为遗传因素所致。父母如果患有近视，应特别关注孩子的视力发育，坚持带孩子定期做眼部检查，以便早发现、早诊断、早治疗。

遗传因素虽然无法控制，但用眼方式却是可以改变的，合理用眼能够有效预防近视的发生发展。

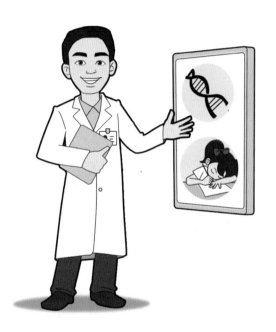

71. 低度近视可以不戴眼镜吗

一般来说，75度以下的近视，专业医生会根据孩子的近视进展情况，综合考量清晰度、双眼视功能发育、近视进展速度等因素，为孩子做个性化的诊疗处理。根据实际情况，有的孩子可能需要配镜，有的孩子可能不需要。但家长要注意，即便医生表示孩子暂时不需要配戴眼镜，也必须定期（建议3～6个月）复查视力和度数、眼轴的变化情况。而当近视度数大于100度后，大部分孩子都会出现视物模糊的现象。这种情况下，无论是出于眼健康还是孩子生活考虑，都建议直接配镜。

72. 近视后不戴眼镜有利于视力恢复正常吗

孩子近视后,不戴眼镜的影响主要有以下三点。

(1)近视加深更快:近视的人视物时,会不自觉地眯眼,长期这样会加重眼睛睫状肌的疲劳和眼轴增长(眼轴每拉长 1 毫米,近视度数大约增加 300 度),进而导致近视度数快速增长。

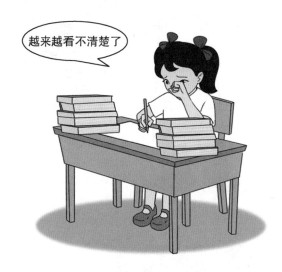

(2)可能引发外斜视:不近视的人在看近处物体时,双眼会自动调节好焦距,这个过程中两只眼睛会自动向内转动,这个现象叫眼睛的"集合"功能。而近视的人眼睛调节功能会下降,眼睛的"集合"功能就会受影响,看近处物体时双眼向内聚拢的幅度减小。如果不戴眼镜进行矫正,时间久了眼睛可能会控制不住往外"飘",出现外斜视,斜视严重时甚至可能引发斜视性弱视。

(3)学习效率降低:近视眼看近处时不戴眼镜不但会引起调节刺激的减弱,还会使双眼集合更累,融像也更加不容易,而在调节与集合失衡的状态下，如果长时间阅读会引起重影、头痛等眼疲劳症状，降低学习效率。

73. 戴眼镜会加深近视度数吗

首先要明确，近视度数的加深并不是由于配戴眼镜造成的，而是与遗传、不良阅读习惯及环境因素等密切相关。配戴度数合适且质量合格的眼镜不会使近视度数加深更快，反而让孩子既能看得清楚，又能减轻视疲劳，延缓近视的发展。

对于近视者来说，配戴眼镜是科学矫正视力最常用的方法。配戴一副合适的眼镜对于提高近视孩子的远视力，恢复双眼的正常功能，防止斜视、弱视等具有重要的意义。如果配戴度数不合适或质量不合格的眼镜可能会造成近视加速发展。出现近视后，要在医生的指导下，进行规范的医学验光，配戴合适度数且质量合格的眼镜。

74. 戴眼镜会使眼睛"变凸"吗

戴眼镜不会使眼睛变形。首先，我们要了解眼睛"变凸"的原理。眼睛变凸主要是由于近视导致眼轴变长，尤其是高度近视者，其眼轴的长度已经远超正常的范围，所以会引起眼球突出。

为什么很多戴眼镜的孩子会出现眼睛凸出的现象呢？这可能是一种视觉假象。因为近视者戴的眼镜是凹透镜，别人透过镜片看到眼睛就会起到缩小的效应。而且近视度数越高，这种感觉就越明显。一旦不戴眼镜，可能就会出现眼睛突然变大变凸的错觉，但实际上，眼睛形态并没有发生太大变化。另外，眼睛凸出可能是眼部的其他疾病引起的，如甲状腺疾病或眼部肿瘤等，需要通过正规检查进一步诊断。

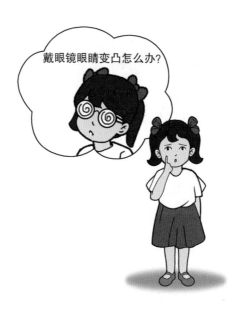

戴眼镜眼睛变凸怎么办？

75. 近视后就不会得老花眼了吗

　　老花眼在医学上称为"老视"，是一种正常的生理性退化，一般随年龄增长而逐渐加重，所有人都会经历。具体而言，人在年轻的时候，眼睛的晶状体弹性很好，眼睛通过睫状肌调节晶状体形状，让我们既能看清远处的物体，也能看清近处的物体。但随着年龄的增长，晶状体逐渐硬化，弹性减弱，加上睫状肌的收缩力也逐渐变弱，使人们看近时，眼的调节出现困难，大约在 40～45 岁，会开始出现阅读等近距离工作困难的现象，这时候就需要配戴一副老花镜了。

　　那么近视后就不会出现老花眼了吗？事实并非如此。近视者的晶状体同样会发生老化，同样会得老花眼。只不过近视眼患者的老花度数恰好可以被近视度数中和，老花眼比正视眼表现得晚一些，度数相对也会低一些。不过，近视眼是看近的物体能看清楚、远的物体则看不清楚，而老花眼是看近的物体不清楚，看远的和原来一样。因此，近视和老花可以"抵消"，但只局限于看近的时候。

76. 一旦确诊为近视，就不能再恢复了吗

首先要确定孩子是真性近视还是假性近视。

假性近视是可以恢复的。通过每天坚持做眼保健操、适当眺望远方、多去户外运动、减少玩电子产品的时间、养成良好的坐姿、减少近距离用眼时间、注意眼部卫生等，可以让假性近视恢复。但对于真性近视，目前还没有治愈的办法，只能做到科学矫正视力。近视预防控制方面，可尽量推迟近视发病年龄与延缓近视度数进展。

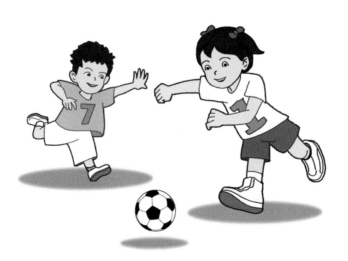

一些视力康复机构宣称可以使用护眼贴、明目膏、护眼仪、穴位按摩仪等治愈近视，是不科学的。如按摩训练，按摩以后可使眼部肌肉放

松，缓解眼疲劳，在一定程度上能够使裸眼视力得到提高。但眼轴长度并没有改变，所以近视并没有治愈。

因此，孩子被确诊为近视后，要在正规医院医生的指导下进行矫正和康复。不要轻信治疗近视的广告产品，病急乱投医，甚至求助偏方，这些都是不可取的。

77. 18岁之后近视就不会进展了吗

这种说法是不对的。一般情况下，我们眼睛的屈光度在18周岁左右趋于稳定，但这并不意味着18岁以后就不会近视或近视度数就会停止增长。某项研究对大学生进行每年定期检查，结果表明部分大学生的近视度数仍有增加，也有原本不近视的大学生逐步发展成了近视。

随着社会的发展，电子产品越来越普及，人们的生活方式在不断改变，成年人近距离的用眼时间越来越长，容易产生眼疲劳、干眼等问题，长此以往就会导致视力下降，近视的度数也会增加。除此之外，不良的读写姿势、在移动的交通工具上使用电子产品、晚上睡前关灯玩手机等不良行为也会加速眼睛的疲劳，可能导致近视度数在成年后进一步加重。

因此，近视防控不是儿童青少年的专利，成年人也要爱眼护眼。18岁以后，即使近视度数稳定也需要定期检查、定期验光。如果近视度数持续快速加深，需要及时就医治疗。

78. 为什么远视眼的孩子看书也离得很近

远视眼的孩子视力好坏取决于远视程度和眼睛的调节能力两个方面。轻度远视的儿童，一般远、近视力正常，这个年龄段的儿童拥有较强的调节功能；而远视度数较高时，则表现为远、近视力都下降。对于远视度数较高或眼睛调节功能不足的孩子，由于调节能力无法代偿远视度数，为了能看清文字，他们往往把书本放到离眼睛很近的位置。此外，拉近书本与眼睛的距离可以扩大文本视觉效果，以便看得更清晰。

79. 斜视和近视有关系吗

斜视就是当双眼注视目标时，其中一只眼睛发生了偏斜，分为外斜视和内斜视两种。外斜视指的是当一只眼睛注视目标时，另一只眼睛向外偏斜而偏离目标；而内斜视则是当一只眼睛注视目标时，另一只眼睛向内偏斜而偏离目标。

产生斜视的原因有多种，近视是其中的一种。如果有高度近视或双眼近视度数差异较大，长期不配戴眼镜可能会引起斜视。一旦发现孩子有斜视，家长应及时带孩子到医院检查，在医生的指导下进行治疗。

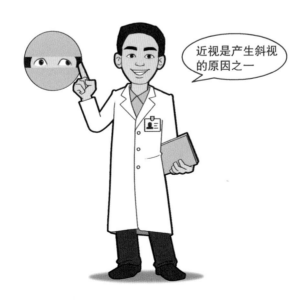

近视是产生斜视的原因之一

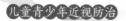
80. 近视和弱视是一回事儿吗

近视和弱视不是一回事儿。近视和弱视的形成原因不同,是两种不同的疾病。近视是由于眼睫状肌过度紧张或遗传原因造成眼轴变长,看远不清,可以通过配戴眼镜等矫正视力;而弱视则是一种双眼视觉刺激输入不平衡的结果,常伴有斜视、高度屈光不正的眼病,通过配戴眼镜等不能将视力矫正到正常。近视是导致弱视的因素之一,但不是所有近视都会造成弱视。